AF315527

ASSOCIATION

DES

INDUSTRIELS DU NORD DE LA FRANCE

CONTRE LES ACCIDENTS

FONDÉE EN 1894

reconnue comme établissement d'utilité publique par décret du 27 mars 1897
Diplôme d'honneur à l'Exposition de Bruxelles en 1897
Médaille d'or, Paris 1900.

Siège social : A la Société Industrielle du Nord de la France
Bureaux : 61, rue des Ponts-de-Comines

LILLE

SOINS A DONNER

AUX BLESSÉS ET MALADES

en attendant l'arrivée du médecin.

LILLE
IMPRIMERIE LEFEBVRE - DUCROCQ

1921

SOINS A DONNER
AUX BLESSÉS ET MALADES
EN ATTENDANT L'ARRIVÉE DU MÉDECIN

Généralités

Le désir de secourir le plus rapidement possible un blessé ou un malade fait souvent perdre le sang-froid à ceux qui l'entourent, et il en résulte des soins intempestifs, quelquefois nuisibles ou dangereux. En publiant ces instructions, nous nous sommes proposé de donner un guide sûr des premiers soins à donner et d'éviter ainsi des complications que peuvent entraîner, pour le blessé ou le malade, l'absence de soins ou un traitement mal approprié (1).

La première chose à faire à la suite d'un accident, ou lorsqu'on se trouve en présence d'un malade, est d'envoyer chercher un médecin. En attendant son arrivée, le blessé ou malade sera transporté dans un lieu bien aéré, sain, à l'abri du soleil, des courants d'air et du froid ; ce transport se fera par les moyens et en prenant les précautions indiquées aux chapitres : *transports*, *fractures*, *hémorragies*, suivant la nature des blessures.

Il faut assurer au malade la plus grande tranquillité, et n'admettre auprès de lui que les personnes strictement indispensables. Le *blessé* devra toujours être couché horizontalement, la tête légèrement soulevée. La position à donner à un *malade* dépend de la nature de son indisposition et est indiquée dans chaque cas. Il est souvent utile de déshabiller plus ou moins complètement le malade ou blessé ; il est toujours bon de détacher les vêtements qui serrent le cou, la poitrine ou le ventre. Lorsque l'enlèvement des vêtements est nécessaire et présente des difficultés, par exemple en cas de brûlure, ne pas hésiter à les couper.

En cas de plaies, la plus grande propreté est indispensable.

---

(1) Dans la rédaction de ces instructions, nous nous sommes inspirés en grande partie du *Manuel populaire des premiers soins à donner*, publié par la Société française d'hygiène.

Transport

Le meilleur mode de transport des blessés ou malades est le transport au moyen d'un brancard. Quand on n'en a pas à sa disposition, on peut y suppléer en se servant d'un panneau de dimensions suffisantes, tel qu'une porte, une persienne, une échelle, sur lequel on pose un matelas, des toiles ou de la paille. Le brancard étant placé sur le sol, derrière la tête du blessé *(fig. 1)*, les deux porteurs se placent de chaque côté du blessé, lui passsent leurs mains sous le dos et sous les cuisses, le soulèvent et le portent en remontant du pied vers la tête du brancard sur lequel ils le déposent le plus doucement possible. A défaut d'un brancard, même improvisé, tout à fait indispensable quand il s'agit de fractures intéressant le tronc ou les membres inférieurs, on peut asseoir le blessé sur une chaise que l'on saisit par le dossier et les pieds antérieurs en l'inclinant plus ou moins, suivant que le malade doit occuper la position horizontale ou couchée.

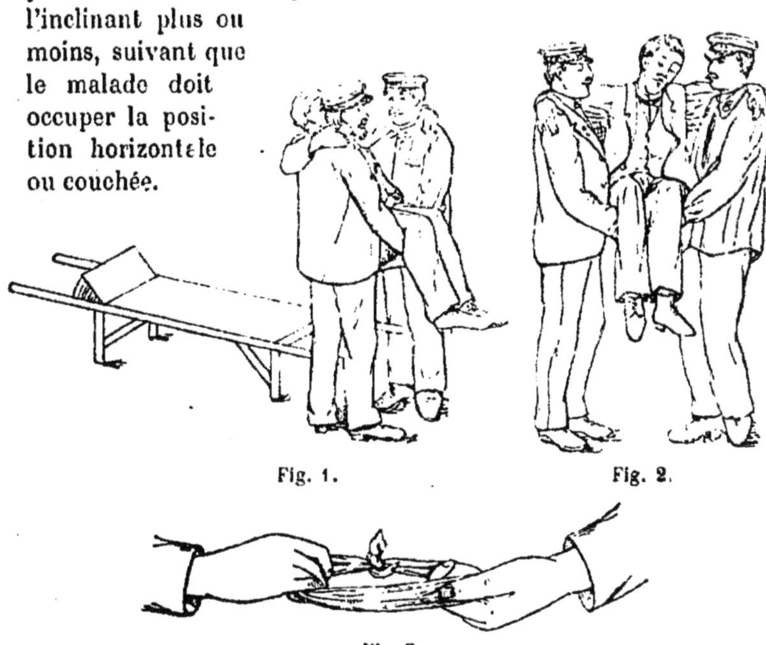

Fig. 1.

Fig. 2.

Fig. 3.

On peut encore transporter le malade à bras en le soutenant au moyen des mains entrelacées sous les cuisses et derrière le dos *(fig. 2 et 3)*, ou bien en le soulevant, le premier porteur en passant les bras sous les jambes du blessé à la hauteur des genoux et le second en le saisissant sous les bras.

Ces derniers modes de transport ne doivent jamais être employés quand il s'agit de *fractures* ; il faut alors faire usage d'un brancard pour y déposer le blessé ; un aide saisit le membre fracturé, autant que possible préalablement immobilisé (voir au titre *Fractures* l'immobilisation des membres), au moyen des deux mains et de telle sorte qu'en le soulevant aucun effort de flexion ne s'exerce sur la partie fracturée, afin d'éviter tout frottement entre les extrémités brisées. En même temps, deux aides soulèvent le corps du blessé tandis qu'un troisième glisse sous lui le brancard.

Pour soulever le blessé, les deux aides se mettent du même côté, l'un passe la main sous le dos et la tête, l'autre sous les jambes et les cuisses ; si le blessé a sa connaissance, il facilite la manœuvre en passant les bras autour du cou du porteur qui se trouve près de sa tête.

Le membre blessé est maintenu immobile sur le brancard au moyen de coussins, de couvertures ou de matières quelconques élastiques.

En cas de fracture, le membre fracturé doit toujours être soulevé le premier et déposé le dernier.

Pour monter ou descendre un escalier, la tête du blessé doit toujours occuper la position la plus élevée, à moins que celui-ci ne soit atteint d'une fracture des membres inférieurs.

En cas d'hémorragie abondante, il faut se préoccuper *d'arrêter l'hémorragie* par l'un des moyens indiqués au chapitre spécial avant de songer à transporter le blessé.

Contusions

Elles sont le résultat d'un choc violent contre un corps dur non tranchant (coups, chutes, etc.), et sont caractérisées par la douleur et le gonflement de la partie atteinte, la peau restant intacte. Une contusion violente peut, sans qu'aucun organe essentiel soit lésé, amener une syncope. (Voir les indications à remplir en pareil cas). Enfin la contusion d'organes internes importants, tels que le cerveau, le poumon, peut entraîner les conséquences les plus graves et provoquer, suivant l'organe atteint, la perte de connaissance, des crachements de sang, etc.

En cas de contusion légère, appliquer des compresses imbibées d'eau fraîche ou d'eau blanche.

Si l'accident présente plus de gravité, transporter le blessé dans une pièce aérée, le coucher sur un lit ou un matelas, et s'empresser d'enlever tout ce qui peut gêner la respiration. Puis, en attendant le médecin, maintenir sur la partie lésée des compresses d'eau glacée ou froide, fréquemment renouvelées.

Foulures, entorses

Elles sont produites par la flexion exagérée d'une articulation. Appliquer sur la partie foulée de l'eau fraîche sous forme d'irrigation continue ou de compresses incessamment renouvelées.

Éviter l'application de liquides irritants, teintures, extrait de saturne, eau chaude.

Luxations

Il y a luxation toutes les fois que l'extrémité d'un os est sortie de sa cavité naturelle, pour prendre une position vicieuse. On est averti de la luxation par la déformation caractéristique de la région comparée avec celle qui lui est symétrique, par le changement de longueur du membre et par l'impossibilité qu'éprouve le blessé à accomplir certains mouvements.

Ces luxations ont pour cause les chutes, les mouvements violents accomplis dans une position anormale, quelquefois les coups.

Il faut s'en tenir aux moyens palliatifs qui soulagent le patient et retardent le gonflement de la région, en attendant le médecin. On appliquera simplement des compresses imbibées d'eau blanche on maintiendra le malade au repos dans la position la moins fatigante pour lui.

Ne pas essayer de replacer l'articulation dans sa position normale, les manœuvres de réduction exigent des connaissances très précises.

Fractures

Les fractures sont *simples* (l'os seul est brisé), ou *compliquées* (plaies des parties molles par la même cause qui a brisé l'os, ou bien par les extrémités des fragments osseux).

Une fracture se reconnaît :

1º Par la déformation du membre ;

2º Par une mobilité anormale ;

3º Par une douleur violente à la pression, en un point limité ;

4° Par une crépitation particulière qui se perçoit lorsque les deux extrémités de l'os brisé frottent l'une contre l'autre.

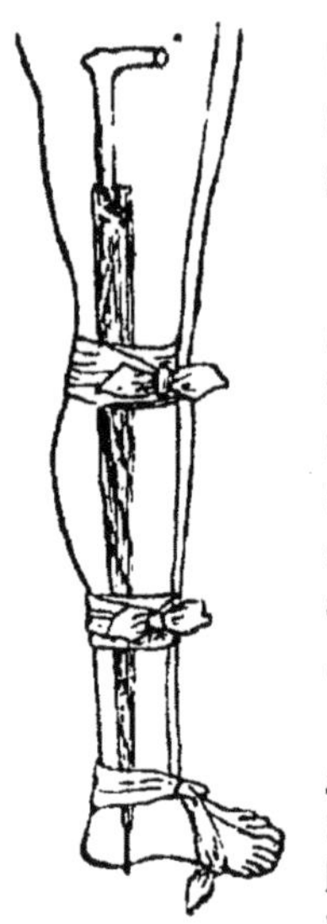

Fig. 4.

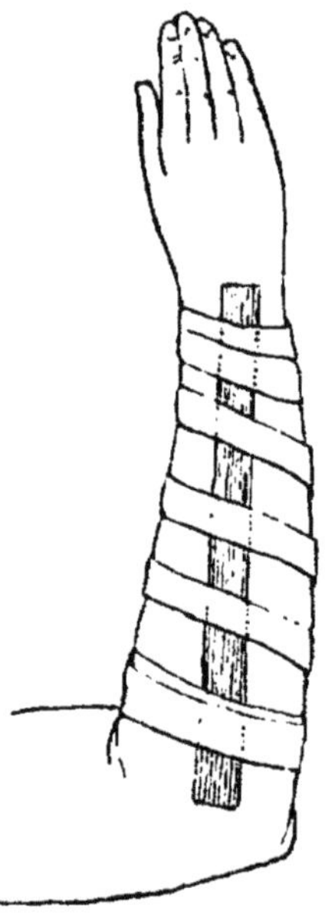

Fig. 5.

1° *Fractures simples*. — Arrivé auprès du blessé, il ne faut pas hésiter à couper les vêtements si l'on suppose avoir affaire à une lésion. grave : on reconnaît alors le siège de la lésion. Immobiliser le membre aussitôt.

Une couverture de voyage ou de lit, un pardessus fourniront les éléments d'un appareil improvisé. Ajouter à cela trois planchettes de même longueur que le membre, et qu'il est toujours facile de se procurer, surtout dans les ateliers ; dans la rue, on peut se servir de ce que l'on a (bâton, parapluie, canne, etc.), (fig. 4).

Supposons qu'il s'agisse d'une *fracture de jambe* ; si c'est une couverture qu'on a sous la main, il faut la plier en quatre et la glisser sous le membre avec précaution. On enroule ensuite la jambe dans cette couverture et l'appareil ainsi fait est maintenu rigide au moyen des *attelles* dont on dispose (planchette, canne, parapluie, etc.).

Cet appareil provisoire convient aussi aux *fractures de cuisse*. Dans les deux cas, immobiliser le membre dans toute sa longueur. *Pour le bras*, le principe est le même. Pour *l'avant-bras*, c'est plus simple ; une seule attelle matelassée, sur laquelle on couche le membre, la paume de la main tournée en bas. Des liens fixent l'attelle ; on complète la coaptation en soutenant le membre par une écharpe. (*Fig. 5*).

Cette question d'immobilisation est très importante, car on évite ainsi de rendre *compliquée* une *fracture primitivement simple*. De plus, le transport des fracturés est extrêmement douloureux ; en les immobilisant on leur évite ces cruelles souffrances, qui déterminent parfois des contractions musculaires capables de déplacer les fragments et de causer dans le membre blessé des dégâts considérables. Il est évident que lorsqu'on a à sa disposition des gouttières en fil de fer — et il doit y en avoir dans tous les postes de secours — les premiers soins à donner dans le cas de fracture sont bien simplifiés.

S'il s'agit du bras, de l'avant-bras ou de la main, placer le membre dans la gouttière destinée à cet usage.

Si la lésion existe à la cuisse ou à la jambe, on immobilisera le membre tout entier, en le plaçant dans la gouttière pour le membre inférieur, préalablement garnie d'ouate.

Pour soulever un membre fracturé, la jambe, par exemple, un aide saisit, *à pleines mains, le pied, la main gauche* embrassant solidement *la face dorsale ; l'autre main* soutient *le talon* et attire légèrement le membre à lui. Un second aide *croise les mains pardessus la cuisse*. Une troisième personne se place à côté du membre, *saisit à pleines mains le fragment supérieur et le fragment inférieur* et les empêche de se déplacer. *A un signal donné, le membre est enlevé d'une seule pièce*. On glisse alors l'appareil au-dessous, on dépose doucement le membre, *également d'un seul coup, et pendant que les aides du pied et de la cuisse continuent la traction*, l'appareil est appliqué comme il a été dit plus haut.

Pour le bras, un aide saisit les deux fragments comme dans les fractures de jambe. Un autre maintient solidement le bras, une main soutenant l'avant-bras à sa partie inférieure et l'autre au niveau du coude ; on glisse l'appareil entre le membre et le thorax et on le fixe par des liens.

2° *Fractures compliquées* (Avec plaie profonde des parties molles au niveau de la fracture). — Commencer par nettoyer la plaie en la débarrassant de toutes les impuretés qui peuvent la souiller. Procéder, pour cela, de la façon qui est indiquée au paragraphe du Traitement des plaies. S'il y a nécessité d'appliquer un premier appareil, on le fera de la façon décrite pour les fractures simples, mais en ayant soin de protéger la plaie de tout contact direct avec l'appareil, en interposant, entre lui et elle, une compresse antiseptique.

3° *Fractures des côtes*. — Appliquer autour de la poitrine un bandage composé d'une serviette ou d'une bande épaisse et large. L'appareil sera maintenu par des épingles ou une aiguillée de fil. Si l'on est dans une ville, se procurer un rouleau de spa-

-radrap des hôpitaux, qui constitue un bandage contentif encore plus pratique.

Corps étranger dans l'œil

Éviter de se confier, aussi facilement qu'on le fait parfois dans les ateliers, à un camarade dont les doigts sont malpropres et dont les ongles recèlent des poussières métalliques dangereuses.

Éviter aussi l'intervention d'une personne inexpérimentée qui se servira d'un objet pointu pour retirer un corps étranger de l'œil.

Éviter de se frotter l'œil.

Éviter de regarder la lumière vive d'une flamme ou d'une lampe.

Pour extraire un corps étranger de l'œil, il faut :

1º Soulever la paupière et faire souffler à plusieurs reprises dans la direction des angles de l'œil ;

2º Plonger l'œil dans un bain d'eau tiède en écartant les paupières ;

3º Pincer entre le pouce et l'index droits la peau de la paupière supérieure, la tirer en avant de manière à décoller la paupière de la surface de l'œil ; avec le bout de l'index gauche faire remonter la paupière inférieure derrière la paupière supérieure que l'on abaisse en même temps aussi bas que possible, puis on abandonne les paupières à elles-mêmes. Le corps étranger, qui était resté adhérent à la paupière supérieure, est balayé par les cils de la paupière inférieure qui l'entraînent au dehors ;

4º Si le corps étranger est nettement visible, on peut essayer de l'entraîner en pressant sur l'œil un tampon d'ouate mouillé d'eau tiède ; s'il s'agit d'une poussière de fer, on peut essayer de l'attirer au moyen d'un aimant.

Si, par suite de la pénétration dans les tissus, le corps étranger résiste, ne rien tenter au-delà. Pour éviter la douleur et l'irritation, en attendant l'arrivée du médecin, tenir l'œil fermé et le baigner de temps en temps à l'eau tiède.

Corps étranger dans l'œsophage et les voies respiratoires

1º *Dans l'œsophage ou l'estomac :*

Chercher à provoquer les vomissements en chatouillant la luette à l'aide d'une barbe de plume ou avec les doigts ; faire boire de l'eau tiède en assez grande quantité, mélangée avec de l'huile d'olive.

2º *Dans les voies respiratoires :*

Si le corps étranger se trouve dans le nez, on pourra essayer de l'expulser en faisant respirer du tabac pour provoquer l'éternuement, ou en faisant des injections d'eau tiède dans la narine libre au moyen d'un tuyau en caoutchouc relié à un récipient dans lequel on verse de l'eau, et que l'on maintient à une hauteur d'environ 50 centimètres au-dessus de la tête.

Lorsque le corps étranger se trouve dans les voies respiratoires, il suffit souvent de frapper légèrement sur le dos du malade avec la main ouverte pour en provoquer l'expulsion ; on peut aussi essayer de provoquer des vomissements. Si ces moyens ne réussissent pas, il est préférable de ne rien tenter, et dans tous les cas il faut hâter l'arrivée du médecin.

Une plaie bien traitée guérit vite ; si au contraire elle est souillée il peut en résulter de graves complications.

Une plaie peut être souillée :

1º Par la boue, la poussière, les corps étrangers.

2º Par le contact des vêtements, surtout s'ils sont sales.

3º Par les mains des personnes qui pansent la plaie.

4º Par les linges et liquides dont on se sert pour la laver.

5º Par les pièces de pansement non aseptiques.

Une plaie souillée peut encore guérir sans complications si elle subit dans des délais aussi courts que possible un lavage antiseptique méticuleux.

Si la plaie est propre, il est préférable de ne pas la panser avant l'arrivée du médecin.

Plaies

Si elle est souillée et qu'on dispose d'eau bouillie, on la lavera en se servant d'un tampon d'ouate hydrophile ; *ne pas se servir d'éponges.* Avant de laver une plaie, on devra se laver et brosser soigneusement les mains et les ongles avec de l'eau bouillie et du savon ; les ongles seront curés avec soin. Si possible, on se trempera les mains dans une solution antiseptique (sublimé au millième).

On n'est autorisé à se dispenser des précautions indiquées que si une hémorragie met en danger la vie du blessé ; on doit alors essayer *d'arrêter le sang avant tout,* la plaie sera purifiée ensuite.

Les plaies résultant d'accident peuvent se classer en deux catégories.

1° *Les plaies par instruments tranchants ou piquants.* — On aura soin de ne laisser en contact avec la plaie rien de ce qui pourrait la souiller.

On écartera toute pièce de vêtement, on coupera tout lambeau d'étoffe en contact avec elle. *On évitera de la toucher, de la palper avec les doigts. on n'introduira dans la plaie aucun instrument sous quelque prétexte que ce soit.*

Si elle n'est pas parfaitement propre, on la lavera pour la débarrasser des impuretés (terre, sable, boue...), en prenant les précautions indiquées ci-dessus. Il est préférable de couper l'eau avec une solution antiseptique :

> Solution phéniquée à 10 pour 1.000,
> Ou, solution de sublimé 1 pour 2.000,
> Ou, solution boriquée 25 pour 1.000.

Le linge dont on dispose étant imbibé d'une de ces solutions, on lave la plaie *en y laissant couler* par expression un filet d'eau ; quant à la région saine qui l'entoure, on la frottera légèrement, ensuite, avec le linge mouillé.

Le lavage fait, se garder d'appliquer sur la plaie charpie, emplâtre, ou linge d'une propreté douteuse. Pour la protéger, en attendant l'arrivée du médecin, contre les impuretés extérieures, on la recouvrira d'un nouveau linge, immaculé, qu'on aura imbibé de la solution antiseptique dont on s'est déjà servi.

S'il était nécessaire de transporter le blessé chez lui avant l'arrivée du médecin, on recouvrirait ce pansement provisoire d'une large et épaisse feuille d'ouate, et on fixerait le tout avec une bande de toile ou de mousseline *très propre,* enroulée autour du membre, du tronc ou de la tête, suivant le siège de la blessure.

En cas de piqûre, faire saigner la piqûre pour la soigner comme il a été dit ci-dessus. Ne pas enlever les caillots sanguins s'il s'en est formé sur la plaie.

Si la blessure, produite par un instrument piquant ou un projectile d'arme à feu, a pour siège la tête, la poitrine ou l'abdomen, il faut redoubler de précautions, car les membranes séreuses qui entourent le cerveau, le poumon, les intestins, sont particulièrement sujettes à s'enflammer ; on aura donc soin, dans ces cas, de ne pas laisser les blessures exposées à l'air. On procédera, le plus rapidement possible, à leur désinfection, par les moyens que nous avons indiqués plus haut. Si la plaie siège sur la région abdominale, il faut éviter au blessé le plus léger mouvement, afin que, en cas de blessure de l'intestin, les matières qu'il renferme n'aillent pas souiller et enflammer la membrane séreuse (péritoine) qui l'entoure.

2º *Plaies par arrachement ou broiement.* — Les indications à remplir sont tellement variées que le médecin seul est à même d'intervenir efficacement.

Quoi qu'il en soit, s'il n'y a pas d'hémorragie, se contenter d'un pansement fait avec toutes les précautions de propreté et d'antisepsie déjà indiquées. S'il y a hémorragie, la compression sur place étant le plus souvent impossible, c'est à la ligature du membre, au milieu du bras et de la cuisse et *au-dessus de la plaie* qu'il faut avoir recours. (Voir *Hémorragies*).

Il arrive, parfois, que le membre broyé ne tient plus que par quelques filaments. Un coup de ciseaux suffirait pour en débarrasser le blessé. *Bien se garder de le faire. Ces quelques filaments sont le plus souvent des vaisseaux sanguins qui ont seuls résisté. En les coupant, on produirait une épouvantable hémorragie.*

L'amputation dans ces attritions des membres devant être faite aussitôt que possible, il faut s'attacher à procurer au plus vite au blessé les soins d'un médecin. En l'attendant, il faut chercher surtout à empêcher le blessé de prendre froid ; il faut le réchauffer, le stimuler. *Éviter de lui donner à boire en abondance.* Si la torpeur du blessé exige absolument un cordial, donner de préférence du café, du thé chauds, additionnés d'un peu de rhum ou de cognac.

Hémorragies

Il faut éviter l'usage du perchlorure, de l'eau bouillante, du vinaigre, des toiles d'araignée, de chiffons sales qui pourraient envenimer la plaie et provoquer par la suite de graves complications.

L'hémorragie peut provenir des membres, de la tête, du tronc, de l'intérieur du corps.

Lorsque le sang est d'un *rouge noirâtre et coule régulièrement* il provient des veines et l'hémorragie ne présente pas de graves dangers ; elle peut en général être facilement arrêtée par une compression directe exercée sur la plaie, préalablement lavée, comme il a été dit, pour la débarrasser des impuretés, au moyen d'un linge imbibé d'une solution antiseptique que l'on applique fortement avec les doigts également très propres à l'endroit où se produit l'écoulement du sang. Si la blessure se trouve sur un membre, le tenir élevé aussi verticalement que possible.

Lorsque le *sang est rouge vif et sort à jets saccadés*, c'est qu'une artère a été atteinte ; l'hémorragie est beaucoup *plus grave* et il faut hâter l'arrivée du médecin. En attendant, on exercera comme dans le cas précédent une compression locale, que l'on maintiendra énergiquement, même si le sang cesse de couler. On n'arrive pas toujours ainsi à arrêter l'hémorragie, et il est nécessaire de pratiquer en même temps la compression de l'artère principale.

Si la blessure est à la main, l'artère est facile à rencontrer sur la face intérieure de l'articulation du poignet, au-dessous du pouce ; on la comprimera fortement contre les os du poignet, tout en maintenant la compression locale.

Si la blessure est au bras ou à l'avant-bras, on pourra essayer de comprimer l'artère contre l'os du bras en exerçant une pression avec le pouce à la face interne du bras, à côté du biceps, s'il s'agit de la partie haute du bras, ou au milieu du pli du coude, s'il s'agit de l'avant-bras.

Si la blessure est à la jambe, on essaiera la compression de l'artère contre le fémur, en appuyant avec le pouce au milieu et quelques centimètres au-dessous du pli de l'aine.

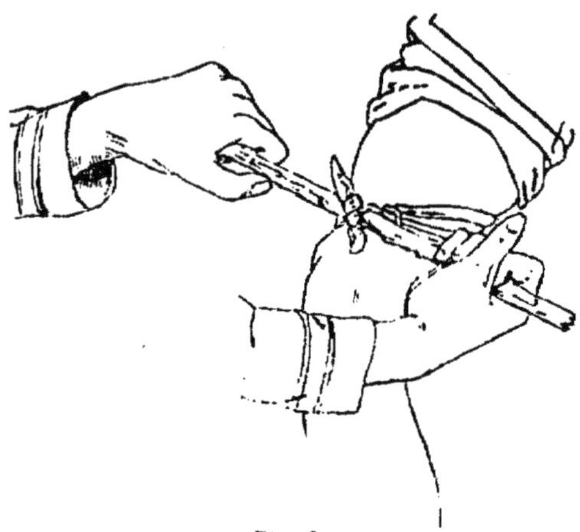

Fig. 6.

Il est souvent difficile, pour des personnes non expérimentées, de se rendre compte du point exact où la compression doit s'exercer pour être efficace. Si *l'hémorragie est grave* on peut être obligé pour l'arrêter d'exercer une *compression totale du membre* (*fig.* 6). Pour cela on l'entoure d'une bande de toile, d'une ceinture ou d'un foulard, au-dessus du point où se produit l'hémorragie. On tord ce lien au moyen d'un bâton, que l'on introduit entre lui et la peau, de manière à exercer une pression énergique. Lorsqu'on possède une boîte de pansement, on se servira pour cet usage de la bande hémostatique en caoutchouc que ces boîtes contiennent généralement ; elle doit être assez longue pour qu'en l'étirant fortement on puisse faire plusieurs tours de bandes superposés (*fig.* 7). Il faut *se garder de faire usage d'une ficelle ou d'un lien trop étroit*, qui pourraient entamer la peau.

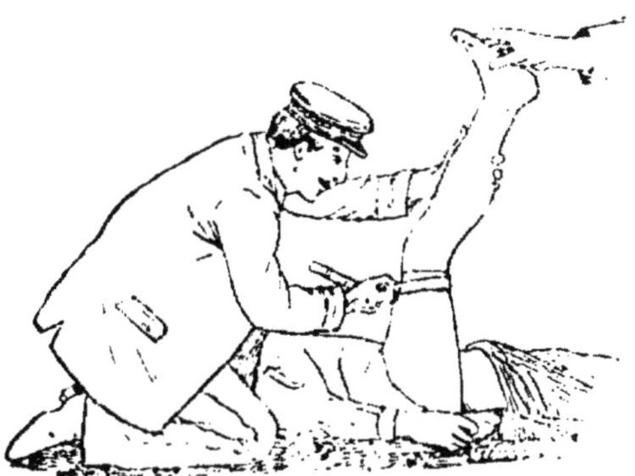

Fig. 7.

Cette compression est douloureuse pour le blessé ; de plus, si elle était trop prolongée, elle pourrait entraîner des accidents de gangrène ; *quand on doit l'employer, il faut donc hâter l'arrivée du médecin.*

Si le sang provient *de la tête ou du tronc*, la compression directe est le seul moyen qu'on puisse employer ; on l'exercera comme il a été dit plus haut avec un tampon de linge que l'on appliquera aussi exactement que possible sur la place. *Ne pas interrompre la compression* pour changer le linge traversé par le sang ou même si l'hémorragie paraît s'arrêter.

Quelle que soit l'abondance de l'hémorragie, les pansements doivent toujours se faire avec les mains propres et avec des linges propres.

Si le sang provient de *l'intérieur du corps*, toute compression est impossible. On tiendra le malade couché et on lui fera boire quelques gorgées d'eau très fraîche. Eviter de le remuer et de le transporter.

Dans le cas particulier d'un *saignement de nez*, on ne doit intervenir que si l'hémorragie devient inquiétante par son abondance. Les moyens les plus simples à employer sont : d'élever le bras du côté de la narine qui saigne et de le tenir quelques minutes dans cette position ; d'appliquer sur le front des compresses d'eau froide ; d'introduire dans la narine un tampon d'ouate hydrophile et de presser pendant quelques instants.

Brûlures par corps chauds

En raison des douleurs extrêmement vives que les brûlures entraînent, on ne doit les traiter qu'avec des ménagements excessifs.

Eviter avec soin de déchirer les vésicules qui se sont produites et qui protègent la surface brûlée contre l'action de l'air. Si ces vésicules sont déchirées, se bien garder d'enlever la pellicule mince, affaissée, qui continue à recouvrir les tissus. C'est surtout en déshabillant le brûlé qu'il faut, pour ne pas déchirer les vésicules ou enlever les lambeaux d'épiderme, apporter la plus minutieuse attention.

Les brûlés ont toujours une tendance à prendre froid, et leurs refroidissements sont extrêmement dangereux. On doit donc exercer, à cet égard, dans les brûlures étendues, la plus grande attention.

En dehors des brûlures extérieures, on a parfois affaire, dans les cas d'accidents par les explosions de gaz, de grisou, de chaudières à vapeur, à des brûlures de la bouche, des fosses nasales, de la gorge ; quelques gorgées d'eau fraîche ou de lait constituent alors un bon moyen de calmer une cuisson très vive et très pénible. Mais ces liquides doivent être donnés en petite quantité et avec grande précaution, pour que le brûlé n'avale pas de travers, car les efforts de toux qui en résulteraient seraient des plus douloureux. Le mieux serait encore de ne point donner à boire directement, mais de passer simplement dans la bouche un linge mouillé d'eau et de lait. Il est également utile d'humecter de cette façon l'intérieur des narines. Tout en lui évitant les refroidissements, il faut s'attacher à faire respirer au malade un air pur et frais.

Plonger pendant quelques minutes la partie brûlée dans une solution d'acide picrique à raison de 15 grammes par litre d'eau, ou si on ne peut plonger la partie brûlée, la tamponner très légèrement avec un tampon d'ouate imbibé de la solution.

Placer sur la brûlure une gaze imbibée de solution, couvrir de ouate et entourer d'un bandage qu'on laissera en place pendant deux ou trois jours ; si la brûlure n'est pas profonde la douleur disparaît rapidement.

Recouvrir celle-ci soit avec de l'huile, soit avec de la vaseline boriquée, soit avec du liniment oléocalcaire, obtenu en agitant dans un flacon un mélange à parties égales d'huile et d'eau de chaux.

Brûlures par acides

En cas de brûlure par un acide (sulfurique, chlorhydrique, azotique), on plongera immédiatement la partie atteinte dans une grande masse d'eau, de façon à diluer énormément et instantanément les particules acides en contact avec la peau.

Un lavage avec une petite quantité d'eau serait, au contraire, plus dangereux qu'utile.

On lavera ensuite à plusieurs reprises la brûlure avec de l'eau de chaux, ou une solution très étendue de carbonate de potasse ou de soude ou de l'eau de savon très concentrée.

Brûlures par liquides alcalins

Si la brûlure est produite par un alcali caustique, potasse, soude, chaux, on opérera comme ci-dessus ; mais au lieu d'employer une solution alcaline, on prendra de l'eau vinaigrée ou légèrement acidulée.

On pansera ensuite la brûlure, dans les deux cas, comme il a été dit pour les brûlures par corps chaud.

Asphyxie par l'eau

Ne pas suspendre le noyé par les pieds, éviter toute secousse violente, ne pas donner de boissons avant que la respiration soit complètement rétablie.

Le noyé sera déshabillé rapidement, en coupant au besoin les vêtements ; on l'étendra sur le sol ou sur une table, les soins donnés auront pour but les trois objets suivants :

Débarrasser la bouche et la gorge des mucosités et de l'eau qui les remplissent ;

Rétablir la respiration ;

Réchauffer le noyé.

1° Pour débarrasser la bouche et la gorge des mucosités et de l'eau qui les remplissent, coucher le noyé sur le côté droit. Essuyer, aussi profondément que possible, l'intérieur de la bouche, en y introduisant le doigt indicateur, entouré d'un linge. Passer au besoin une plume propre, assez profondément, dans la gorge.

2° La bouche et la gorge une fois essuyées (et cette opération doit être faite en quelques secondes), le noyé est remis sur le dos. Alors on pratique la respiration artificielle par la méthode indiquée ci-dessous.

Au cours de la respiration artificielle, la bouche et la gorge se remplissent souvent, à nouveau, de mucosités venues des parties profondes. Il n'y a pas d'inconvénient, tout au contraire, à suspendre, quelques instants, la respiration artificielle pour les enlever.

3° Tout en pratiquant la respiration artificielle, il est nécessaire de réchauffer le noyé. On le placera dans une pièce un peu chaude. On frottera ses jambes et ses cuisses avec des serviettes chauffées. On placera des boules pleines d'eau chaude de chaque côté du ventre et de la poitrine. Des flanelles, des couvertures chaudes, fréquemment renouvelées, seront jetées sur le malade. Mais tout cela doit se faire sans interrompre ni entraver la respiration artificielle.

A défaut de boules et de flanelle chaudes, on peut entourer le noyé de briques chauffées ; mais il faut avoir soin de ne pas les mettre trop chaudes, afin d'éviter les brûlures.

Asphyxie par les gaz délétères

La première chose à faire est de soustraire la victime à la cause de l'accident. *Le sauveteur devra prendre des précautions pour ne pas être lui-même victime de l'absorption de gaz irrespirables.* Si l'asphyxie s'est produite dans un local fermé par des portes ou fenêtres, on les ouvrira de manière à renouveler l'air avant d'y pénétrer.

Si le renouvellement de l'air ne peut être obtenu, le sauveteur se fixera devant le nez et la bouche un linge imbibé d'eau vinaigrée ; il se fera passer autour du corps une corde solide qui permette de le ramener au dehors s'il venait à perdre connaissance. Avant de pénétrer dans la pièce, le sauveteur fera une large inspiration, et il s'efforcera de suspendre sa respiration tant qu'il se trouvera dans un milieu irrespirable. Pour retirer la

victime, il se contentera de lui fixer autour du corps une corde
au moyen de laquelle les assistants la traîneront au dehors. En
cas d'asphyxie par les gaz d'éclairage, avoir soin de ne psa pénétrer dans la pièce avec une lumière.

Exposer le malade au grand air ou dans une pièce bien aérée,
la tête élevée.

Enlever les vêtements qui recouvrent la poitrine et l'abdomen;
desserrer tout ce qui entoure le cou ; faire sur le corps des frictions avec une flanelle imbibée d'alcool ; essuyer avec des serviettes chaudes ; projeter de l'eau sur le visage ; frapper fortement
la paume des mains et la plante des pieds.

Pratiquer de suite la respiration artificielle et la continuer
jusqu'à ce que les mouvements respiratoires soient revenus d'une
façon continue.

Dans le cas *d'asphyxie par gaz d'éclairage ou oxyde de carbone,*
en pratiquant la respiration artificielle faire absorber de l'oxygène.

Asphyxie par manque de respiration

L'asphyxie peut provenir de l'impossibilité de respirer, soit
que la poitrine soit comprimée, soit que les voies respiratoires
soient obstruées, ou de la privation d'air par un séjour prolongé
dans un endroit confiné.

Si les voies respiratoires sont obstruées, on cherchera à provoquer l'expulsion du corps étranger comme il a été dit au
chapitre *Corps étrangers dans les voies respiratoires.* Si celles-ci
sont libres, on emploiera le traitement indiqué au chapitre
précédent.

Asphyxie par pendaison ou étranglement

La première chose à faire, en présence d'une personne pendue
ou étranglée par un lien, c'est de couper la corde qui soutient le
pendu, ou le lien qui a causé l'étranglement. Ce conseil pourrait
paraître puéril, s'il n'existait, malheureusement, encore, dans
certains pays, un préjugé qui veut qu'on ne touche pas au corps
avant d'avoir prévenu les autorités ! On ne saurait trop com-
battre une erreur aussi grossière.

Le lien coupé, s'il s'agit d'un pendu, on descend le corps en le
soutenant, pour éviter toute secousse, on le débarrasse de tout
vêtement susceptible de gêner la respiration et la circulation,
on l'étend horizontalement dans un lieu aéré.

Si la face est pâle et que les apparences soient celles de la syn-cope, on aura recours au traitement approprié à cet accident (V. *Syncope*).

Si, au contraire, la face est rouge, congestionnée, on fera des applications de glace sur la tête, on mettra des sinapismes aux membres inférieurs.

Dans le cas où la respiration n'est pas complètement abolie, on se bornera à faire des frictions avec une flanelle, de préférence au niveau de la région du cœur ; on projettera de l'eau froide sur le visage du malade.

Dans les cas de mort apparente, il faudra recourir à la respira-tion artificielle.

Aussitôt que le patient aura repris ses sens, on lui adminis-trera des boissons chaudes : thé, café, légèrement additionnés de rhum ou de cognac.

Foudroiement

Sous aucun prétexte ne toucher avec les mains nues les conduc-teurs de la victime, si celle-ci est encore en contact avec eux. Pour séparer la victime des conducteurs, si le courant ne peut être interrompu, employer du bois sec, s'entourer les mains d'étoffes sèches, enroulées en plusieurs couches, et poser les pieds autant que possible sur du bois, des chiffons ou autres isolants secs.

Les brûlures produites par le courant électrique se soignent comme d'autres brûlures.

Si la victime a perdu connaissance, desserrer les vêtements, l'étendre sur une table ou sur le sol, et s'efforcer de rétablir la respiration au moyen des deux méthodes suivantes, appliquées de préférence simultanément :

Respiration artificielle

1º *Méthode de la traction rythmée de la langue.*— Ouvrir la bouche de la victime, si les dents sont serrées les écarter avec les doigts ou un corps quelconque ; saisir solidement l'extrémité de la langue entre le pouce et l'index en employant un linge (mouchoir ou autre) pour éviter le glissement ; la tirer hors de la bouche, puis la ramener en arrière. Répéter ces deux mouvements en se guidant sur sa propre respiration, soit de 15 à 20 fois par minute. Il est important de tirer la langue en ligne droite sans appuyer sur les dents qui pourraient la déchirer.

2° *Méthode de la respiration artificielle.* — Glisser sous le dos de la victime un paquet (vêtements roulés ou autres) ; se placer derrière la tête de la victime (debout si elle est sur une table, à genoux si elle est sur le sol). Les bras étant étendus le long du

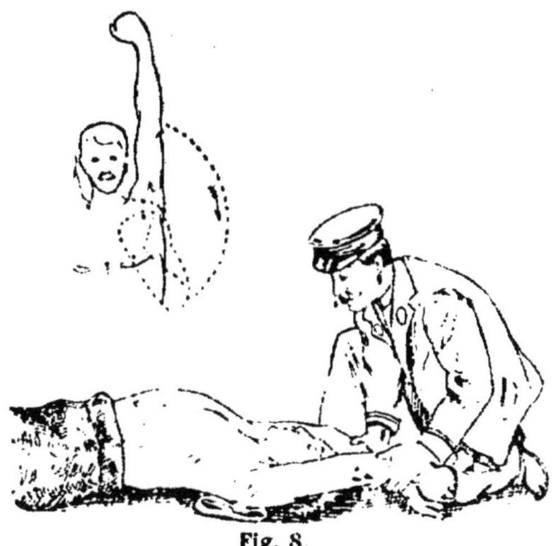

Fig. 8.

corps, relever les avant-bras, les saisir à pleines mains ; ramener les bras de chaque côté de la tête en écartant les coudes de la poi-

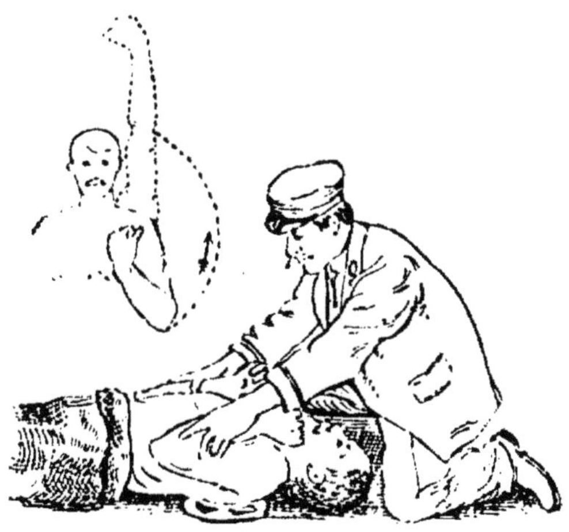

Fig. 9.

trine (*fig. 8*) ; les ramener en avant sur les côtés de la poitrine en pressant les coudes contre les côtés (*fig. 9*). Répéter ces mouvements sans précipation, en se guidant sur sa propre respiration, soit de 15 à 20 fois par minute.

S'il y a deux sauveteurs,. faire ces deux opérations en même temps. Au commandement « un » (aspiration), l'un des sauveteurs tire la langue de la victime, l'autre relève les bras. Au commandement « deux » (expiration), le premier ramène la langue en arrière en même temps que l'autre ramène les bras sur les côtés de la poitrine.

S'il n'y a qu'un sauveteur on pratiquera de préférence la traction rythmée. Ce traitement doit être appliqué jusqu'au rétablissement de la respiration naturelle et doit être prolongé pendant au moins une heure et demie si la respiration ne se rétablissait pas plus rapidement.

Syncope

La syncope est une perte de connaissance provoquée par diverses causes, telles qu'une émotion vive, une chute, un état de faiblesse, une hémorragie. Elle se caractérise par une grande pâleur de la face.

1° *Ne pas tenir le malade assis ou la tête haute.*

Tout au contraire, coucher le malade sur un plan horizontal, la tête basse : lui élever les bras, en même temps, de façon à faciliter l'arrivée du sang au cerveau ;

2° Débarrasser la poitrine de vêtements qui pourraient gêner la respiration ;

3° Faire arriver de l'air frais dans la pièce où repose le malade ;

4° Projeter de l'eau froide au visage ;

5° Mettre, sous les narines, du vinaigre, de l'éther ou passer rapidement un flacon d'ammoniaque ;

6° Si la syncope se prolonge, faire des frictions avec la paume de la main ou une flanelle imbibée d'alcool camphré sur l'épigastre et la région du cœur ;

7° Si ces moyens tardaient trop à ranimer le malade, pratiquer la respiration artificielle.

Ne pas oublier que les vapeurs d'éther sont inflammables et que l'ammoniaque, en contact avec la peau, occasionne de véritables brûlures.

Insolation

Porter le malade à l'ombre, dans un endroit frais ; retirer sa coiffure. Desserrer les vêtements qui peuvent le gêner, en particulier au niveau du cou. Appliquer sur la tête des compresses d'eau très froide, de glace pilée. Pratiquer, sur tout le corps, des frictions avec de l'eau froide. Enfin, si les mouvements respiratoires sont complètement suspendus, faire la respiration artificielle en ayant soin de la prolonger longtemps.

Jamais, après une insolation, le malade ne doit rentrer à pied chez lui. Il est toujours nécessaire qu'il reçoive les conseils d'un médecin, si passagers, si légers même, qu'aient été les accidents. Souvent, en effet, l'insolation prédispose à la congestion cérébrale et nécessite un régime et un traitement préventifs que le médecin peut seul prescrire.

Congélation

Éviter, dans les cas de congélation totale ou partielle, de placer, d'emblée, le malade dans une chambre chaude ou devant le feu. Le brusque passage du froid à la chaleur entraînerait des congestions et des gangrènes. Le mettre dans une chambre froide, qu'on échauffera progressivement.

S'il s'agit d'une congélation totale, déshabiller le malade, en coupant rapidement ses vêtements raidis par le givre. Enlever, avec précaution, ceux des vêtements qui peuvent adhérer à la peau. Frictionner tout le corps au moyen de tampons de flanelle ou de serviettes chauffées, humectées de quelques gouttes d'alcool. Dès que la raideur aura disparu, pratiquer, si le malade ne respire pas spontanément, la respiration artificielle. *Ne lui faire rien boire avant qu'il n'ait repris ses sens. — Ne pas donner d'alcool.* — Se contenter de boissons chaudes, faiblement alcoolisées (café au rhum).

Dans les congélations partielles du nez, de l'oreille, des orteils, recommander surtout les frictions douces et prolongées, faites avec de l'huile et des linges non chauffés.

Empêcher le malade de chauffer directement la partie atteinte.

Épilepsie

L'attaque d'épilepsie se produit brusquement :

Le malade pousse un cri, il est précipité sur le sol, tout d'une pièce, « comme une statue tombant de son piédestal ». Puis, la face s'injecte, l'écume paraît aux lèvres. Les convulsions, analogues à des secousses provoquées par une série de décharges électriques, se montrent ensuite.

Se contenter d'empêcher le malade de se blesser en se heurtant contre les corps durs. Il faut le placer à terre, sur un matelas ou sur de la paille, et le surveiller attentivement.

Ne pas essayer de lui fléchir les membres qui se raidissent : on les briserait plutôt. Ne rien lui faire boire pendant les crises, pour éviter toute suffocation.

Hystérie

Après une première période de malaises, d'oppression, de contriction à la gorge, de vertiges, le malade tombe. Le corps entier est agité de violents mouvements désordonnés, la respiration est bruyante, le délire tapageur et loquace.

Étendre à terre la malade (l'hystérie est relativement rare chez l'homme) ; la maintenir sans brutalité, après avoir desserré les vêtements. Surveiller attentivement les mouvements, afin de lui éviter tout traumatisme. Humecter les tempes avec de l'eau fraîche.

Repousser l'emploi de toute odeur forte, qui pourrait contribuer à prolonger l'attaque.

Apoplexie

Dans l'apoplexie cérébrale, le malade ne tombe pas tout d'une pièce, il s'affaisse sur lui-même, il s'effondre. Les membres sont inertes, le cœur bat avec force, la respiration est ronflante.

On mettra le malade sur un lit, la tête élevée, dans une chambre vaste et aérée. On desserrera tous vêtements entourant le cou. On mettra, sur la tête, des compresses d'eau très fraîche, ou bien une vessie remplie de glace.

Ivresse

Faire vomir le malade en lui faisant boire de l'eau tiède, et en lui chatouillant la gorge avec une plume ou avec le doigt. Si le malade est dans un état d'ivresse qui paraisse dangereux, lui faire boire par gorgées, à quelques minutes d'intervalle, un verre d'eau légèrement sucrée dans laquelle on verse aussi 8 à 10 gouttes d'ammoniaque.

Empoisonnement

On peut diviser les poisons en deux grandes catégories :

1° *Les poisons caustiques*, qui ont une action corrosive, et sont presque tous d'origine minérale (phosphore, arsenic, acides sulfurique, nitrique, chlorhydrique..., soude, potasse, etc.).

2° Les *poisons stupéfiants*, d'origine végétale (opium, morphine, belladone, digitale, alcool, etc.).

Qu'il s'agisse d'un empoisonnement par une substance appartenant à la première ou à la deuxième catégorie, il importe de *réclamer immédiatement l'intervention d'un médecin.*

En attendant, on provoquera les vomissements, en chatouillant la gorge avec les doigts ou bien en faisant boire de l'eau chaude au malade.

Conserver avec soin les matières vomies jusqu'à l'arrivée du médecin.

Supposons qu'on a reconnu la nature du poison. Si c'est un *acide*, donner de l'eau additionnée de bicarbonate de soude. de magnésie, de chaux.

Si c'est un *alcalin* (soude, potasse), donner de l'eau vinaigrée, du jus de citron...

Pour calmer les douleurs dues à l'action corrosive de ces substances, on pourra administrer, de plus, une boisson mucilagineuse, lait, blanc d'œuf mélangé avec de l'eau, etc.

S'il s'agit d'un empoisonnement par poison stupéfiant, après avoir provoqué les vomissements, on stimulera le malade en le pinçant, en lui passant sous les narines de l'éther, de l'ammoniaque...

On lui projettera de l'eau froide sur la tête, en ayant soin de l'éponger aussitôt.

Il faudra lui faire prendre, par la bouche ou en lavement, un demi-litre de café noir, très fort et très chaud.

Sinapismes aux jambes et frictions, avec la main ou une flanelle, sur le corps et les membres. Enfin, si besoin est, avoir recours à la respiration artificielle.

Ne pas oublier que le médecin seul a la compétence voulue pour administrer le contrepoison, variable selon la nature du poison absorbé.

OBJETS ET MÉDICAMENTS D'URGENCE

que doit contenir un poste de secours

1. Un paquet de ouate hydrophile ;
2. Deux paquets de coton ordinaire ;
3. Un rouleau de gaze, au salol, d'un mètre ;
4. Une boîte de soie phéniquée N° 0 ;
5. Des bandes de tarlatane, de six mètres de longueur sur huit centimètres de largeur ;
6. Des compresses ;
7. Un étui renfermant de la baudruche gommée ;
8. Une bande hémostatique en caoutchouc ;
9. Une paire de ciseaux de seize centimètres de long à pointes mousses ;
10. Des aiguilles à suture de diverses formes ;
1´ Une boîte d'épingles anglaises ;
12. Une cuvette rectangulaire en porcelaine ;
13. Un verre ;
14. Une boîte de sinapismes en feuilles ;
15. Du sparadrap des hôpitaux dans un étui de fer-blanc ;
16. Un pot de 60 gr. vaseline boriquée ;
17. Quatre grands flacons contenant : alcool, — acétate de plomb liquide, — solution phéniquée de 25 p. 1000, — solution boriquée de 40 p. 1000 ;
18. Quatre petits flacons contenant : éther, — acétate d'ammoniaque, — alcoolat de mélisse, — teinture d'arnica.

Chaque poste de secours doit être pourvu en outre de deux gouttières en fil de fer pour le membre supérieur, et deux gouttières en fil de fer pour le membre inférieur tout entier.

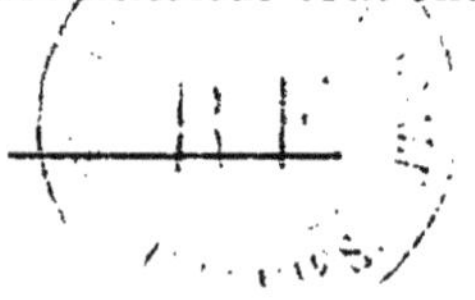

LILLE, IMPRIMERIE LEFEBVRE-DUCROCQ

SERVICE DE CONTROLE ET D'ÉTUDE
des Installations Électriques

L'Association a créé un *Service électrique* qui a pour but d'assurer le bon fonctionnement et la sécurité des installations par

la vérification périodique des installations ;

la surveillance concernant le fonctionnement et les risques d'incendie ;

l'étude d'installations nouvelles ;

la rédaction de cahiers des charges ;

la surveillance en cours d'exécution ;

la réception des travaux.

www.ingramcontent.com/pod-product-compliance
Ingram Content Group UK Ltd.
Pitfield, Milton Keynes, MK11 3LW, UK
UKHW022334170726

13837UKWH00005BA/2283